中医经络指疗百科宝典

指疗常见病

宗绍峰 著

云南出版集团
YNK 云南科技出版社
·昆 明·

图书在版编目（CIP）数据

一针见穴：中医经络指疗百科宝典．指疗常见病 / 宗绍峰著．-- 昆明：云南科技出版社，2021.4
ISBN 978-7-5587-3346-8

Ⅰ．①一… Ⅱ．①宗… Ⅲ．①常见病－穴位疗法 Ⅳ．① R245.9

中国版本图书馆 CIP 数据核字 (2021) 第 004664 号

一针见穴：中医经络指疗百科宝典．指疗常见病
YIZHEN JIANXUE ZHONGYI JINGLUO ZHILIAO BAIKE BAODIAN ZHILIAO CHANGJIAN BING
宗绍峰　著

出 品 人：杨旭恒
总 策 划：杨旭恒
策　　划：高　亢　刘　康　李　非
责任编辑：王建明　唐坤红　洪丽春　蒋朋美　苏丽月　曾　芜
助理编辑：张　朝
责任校对：张舒园
责任印制：蒋丽芬

书　　号：ISBN 978-7-5587-3346-8
印　　刷：云南金伦云印实业股份有限公司
开　　本：787mm × 1092mm　1/64
印　　张：1
字　　数：51 千字
版　　次：2021 年 4 月第 1 版
印　　次：2021 年 4 月第 1 次印刷
定　　价：20.00 元

出版发行：云南出版集团公司　云南科技出版社
地　　址：昆明市环城西路 609 号
网　　址：http：//www.ynkjph.com
电　　话：0871-64190889

序

华夏儿女被称为“炎黄子孙”是因为我们有共同的伟大祖先——炎帝和黄帝。炎帝号称“神农氏”，黄帝号称“轩辕氏”。

炎黄祖先留给后代子孙的不是良田万顷，不是金银珠宝，不是世袭爵禄，也不是红砖碧瓦，而是两本医书。

炎帝留给我们的是《神农本草经》，黄帝留给我们的是《黄帝内经》。一本讲药，一本讲医。

从人体经络的层面来说，人类的所有“病”都是由于人体经络堵塞而导致的。

“千般疢难，不越三条：一者，经络受邪，入藏府，为内所因也；二者，四肢九窍，血脉相传，壅塞不通，为外皮肤所中也；三者，房室、金刃、

虫兽所伤。以此详之，病由都尽。”（《金匮要略》）

古中医是华夏祖先在古代朴素唯物论的辩证法思想引导下，通过长期对天地自然的观察、感受和体会，通过数千年人的医疗实践，逐步形成的博大精深的医学理论体系。

古中医体系以阴阳、五行作为理论基础，通过对太阳系木、火、土、金、水五大行星的观察，发现了地球上一年“五季”（春、夏、长夏、秋、冬）对应人体肝、心、脾、肺、肾五脏相互依存、相互制约的辩证关系。发现维持人体新陈代谢的气血运行通道是经脉、络脉系统。通过“望、闻、问、切”四诊合参的方法，探求病因、病性、病位，分析病机及人体内五脏六腑、经络关节、气血津液的变化，判断邪正消长，进而得出病名，归纳出证型，以辨证论治原则，发明了“砭、针、灸、药、导引、按跷”六种古中医疗法，以及打坐、吐纳、气功、食疗等多种治疗手段，使人体达到阴阳平衡、五行调和而恢复健康。

古中医的核心是阴阳，灵魂是五行，命脉是经络，工具是“望闻问切”，方法是“砭、针、灸、药、导引、按跷”，精华是“大道至简”。

经络是经脉和络脉的总称，是运行全身气血、联络脏腑形体官窍、沟通上下内外、感应传导信息的通路系统，是人体结构的重要组成部分。

“人始生，先成精，精成而脑髓生，骨为干，脉为营，筋为刚，肉为墙，皮肤坚而毛发长，谷入于胃，脉道以通，血气乃行。

“经脉者，所以能决死生、处百病、调虚实，不可不通。”（《灵枢》）

“学医不知经络，开口动手便错。”盖经络不明，无以识病证之根源，究阴阳之传变。如：伤寒三阴三阳，皆有部署，百病十二经脉可定死生。既讲明其经络，然后用药径达其处，方能奏

效。昔人望而知病者，不过熟其经络故也。”(《扁鹊心书》)

“经”的原意是“纵丝”，有“路径”的意思，是经络系统中的主要路径，存在于机体内部，贯穿上下，沟通内外；“络”的原意是“网络”，是主路分出的辅路，存在于机体的表面，纵横交错，遍布全身。

《灵枢·脉度》记载：“经脉为里，支而横者为络，络之别者为孙。”

将脉按大小、深浅的差异分别称为“经脉”“络脉”和“孙脉”。

经脉和络脉相当于地球上的经纬度线，由此区分、定位纵向和横向的区域与部位。

经络的主要内容有：十二经脉、十二经别、十五络脉、十二经筋、十二皮部、奇经八脉等。其中，属于经脉方面的，以十二经脉为主；属于络脉方面的，以十五络脉为主。它们纵横交贯，遍布全身，将人体内外、脏腑、肢节联系成为一个有机的整体。

经络是细胞群、体液、组织液之间交换能量的通道，并且形成低电阻、神经信息和生物电信号的网络丛群。

经络是身体运行气血、联系脏腑和体表及全身各部的通道，是人体功能的调控系统。

在古中医典籍中，古人对穴位的认识从“节”“会”“气穴”“气府”到“骨空”“孔穴”“穴道”“腧穴”“输穴”“俞穴”，无论什么名称，核心都是发现人体经络上的这些点位，调节或控制着身体气血运行的大小、方向、速度。通过刺激这些穴位、点位，可以调整或改变身体的吸收、代谢、寒热、气血量等，进而帮助人体脏腑重回正常状态，恢复健康。

为区别于银针，手指在现代被中医称为“指针”，点穴疗法简称“指疗”。

人体的十四条经络上有720个穴位，加上经外奇穴、阿是穴，超过上千个穴位，每个人等于身上背着“同仁堂”和“一心堂”。这些穴位可以祛寒除湿、舒筋活血、消炎止痛、滋阴壮阳、健脾和胃、宣肺理气、化痰止咳、疏肝利胆、清热解毒、润燥消渴、利尿消肿、润肠通便等。这些宝贵的“药材”绿色环保、便捷实惠无副作用，取之不尽，用之不竭。点不准舒筋活血，松松筋骨；点准了立竿见影，手到病除。

“邪风之至，疾如风雨，故善治者治皮毛，其次治肌肤，其次治筋脉，其次治六腑，其次治五脏。治五脏者，半死半生也。”（《素问·阴阳应象大论》）

面对炎黄祖先留给我们的国粹瑰宝，后代子孙怎能把无价珍宝弃之如敝屣，背着一身与上千种珍贵药材同疗效的穴位不用，而去寻医问药？

当我们或亲朋好友遇到疾病的困惑或折磨时，何不伸出手指，取出唾手可得的穴位良药，点按穴位，驱病祛疾，一针见穴，健康人生！

前言

牙痛、感冒、咳嗽、打嗝、落枕、眼皮跳、颈椎病、腰椎病、坐骨神经痛、腱鞘炎、湿疹、荨麻疹、过敏性鼻炎等常见疾病经常出现在自己或亲朋好友身上，虽然没有什么危险，但非常影响日常生活和工作。

对于某些常见病，现代医学没有什么有效的方法能够缓解或治愈，中医的汤药、银针或推拿按摩有时可以缓解，可就是不能根除，以至于有牙疼几个月的，有经常性感冒的，有打嗝几十天的，有眼皮跳几个月的，有咳嗽、颈部疼痛、腰痛数年不愈的，等等。

“有诸于内，行诸于外。”（《黄帝内经》）

“人体内部的变化必然在外部有

其表现”，意思就是人的身体内有了毛病，一定会在身体表面显现出来。

用经络诊疗体系表达就是：人身上一切疾病的出现，都是五脏六腑出了问题。反过来就是五脏六腑出了问题，一定会有外部表现。

例如：牙疼可能是胃火热，也可能是肝火旺，还可能是肾阴虚；打嗝和眼皮跳是体内有风邪；咳嗽可能是肺燥，也可能是痰湿；颈椎病、腰痛则以风湿侵扰为多，等等。

只要依照古中医经络理论正确辨证，找出病变的脏腑及其所属经络，并依归经遣方用穴，点通穴位即可疏经通络，经络通则百病消。

宋代大医家窦材说过：“昔人望而知病者，不过熟其经络故尔。”（《扁鹊心书·当明经络》）

一針見血

中医经络指疗百科宝典

目录

咽喉肿痛

病毒、细菌感染、过敏反应、灰尘、香烟、废气、热饮料或食用刺激咽喉及口腔黏膜的食物都可能引起咽喉痛，声音嘶哑是常见的伴随症状。口咽部位的发炎症状多为急性扁桃体发炎和急性咽炎。

咽喉的炎症多是急性会厌炎和急性喉炎。急性会厌炎多感觉咽部很疼，甚至不敢吞咽食物，说话时有含水的声音，同时，咽部还有被堵住的感觉，严重会导致呼吸困难，危及生命。急性喉炎发作时患者也有咽痛、咽部有异物感。

中医经络学认为咽喉肿痛跟胃、肺、大肠、肾和三焦有关。

指疗穴位处方： 内庭穴 鱼际穴 合谷穴

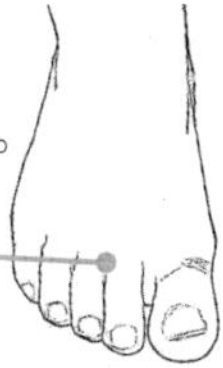

内庭穴：足背第二、第三趾间，趾蹼缘后方赤白肉际处。

穴位穴性 属于胃经，五行属水。

穴位功效 该穴有清降胃火、通涤腑气的功效。

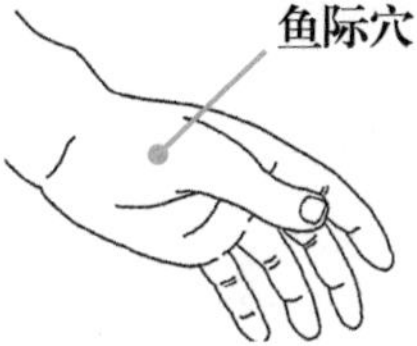

鱼际穴：穴位位于大拇指掌根肌肉丰隆处赤白肉相合之处，掌骨中点，因形如鱼腹，故谓之鱼际。

穴位穴性 属于肺经，五行属火。

穴位功效 该穴有清肺泄热、利咽止痛的功效。

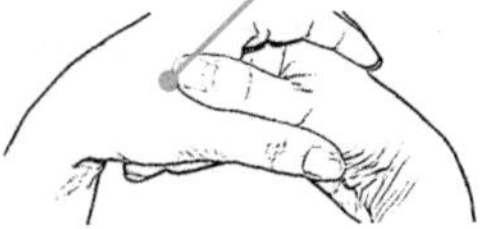

合谷穴：穴位位于手背拇指、食指合拢肌肉最高点直下至食指掌骨处。或以一手的拇指指骨关节横纹，放在另一手拇、食指之间的指蹼缘上，拇指尖偏向食指处。

穴位穴性 属于大肠经，五行属金。

穴位功效 该穴有镇静止痛、通经活络、清热解表的功效。

肚子痛

也叫小腹痛。出自《素问·脏气法时论》。小腹为至阴之位，厥阴所属。小腹痛应辨别气、血、寒、热、虚、实施治。常见有急性肠胃炎、腹胀、便秘和痛经等。

中医经络学认为腹痛均与『肝随脾升，胆随胃降』气机升降规律悖逆所致。

指疗穴位处方：公孙穴 陷谷穴 温溜穴

公孙穴： 穴位位于足内侧缘，沿大脚趾骨内侧向上推至足中部有一骨隆起的前下方，赤白肉际处。

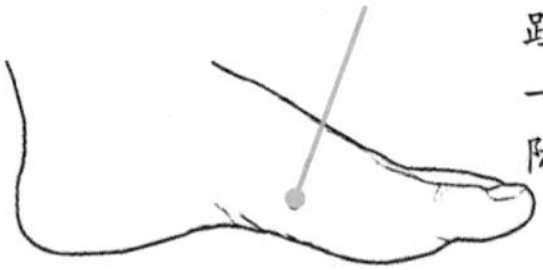

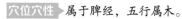

穴位穴性 属于脾经，五行属木。

穴位功效 该穴有调节水湿风气、运化脾经气血的功效。

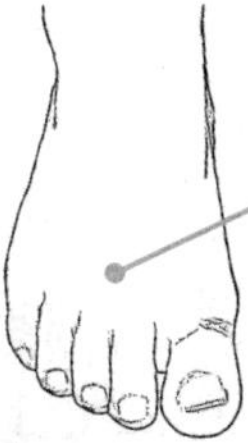

陷谷穴：穴位位于正坐垂足或仰卧位时第二、三脚趾交叉点往上 1 厘米处凹陷中。

穴位穴性 属于胃经，五行属木。

穴位功效 该穴有清热解表、和胃行水、理气止痛的功效。

温溜穴：穴位位于前臂外侧，腕横纹上 5 寸，与食指同一直线上。

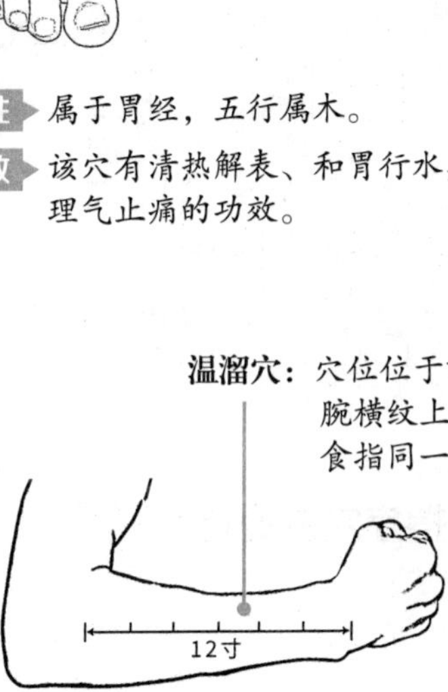

穴位穴性 属于大肠经，五行属水。

穴位功效 该穴有清热解毒、安神定志的功效。

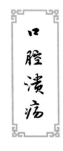

口腔溃疡

口腔溃疡俗称『口疮』，是一种常见的发生于口腔黏膜的溃疡性损伤病症，多见于唇内侧、舌头、舌腹、颊黏膜、前庭沟、软腭等部位。发作时疼痛剧烈，局部灼痛明显，严重者还会影响饮食、说话，对日常生活造成极大不便；可并发口臭、慢性咽炎、便秘、头痛、头晕、恶心、乏力、烦躁、发热、淋巴结肿大等。

对于口腔溃疡的治疗，以消除病因、增强体质、对症治疗为主，治疗方法应坚持全身治疗和局部治疗相结合，生理和心理治疗相结合。

指疗穴位处方： 牵正穴 关冲穴 劳宫穴

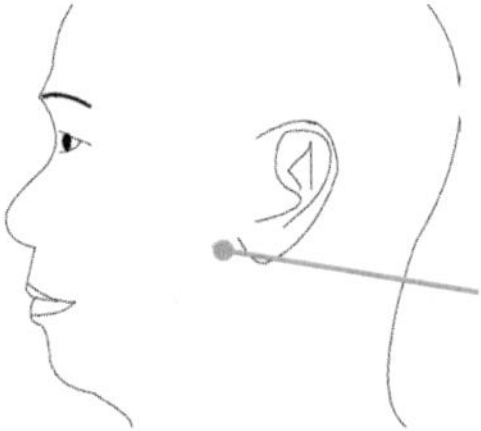

牵正穴： 穴位位于耳垂尖前1厘米处。

穴位穴性 属于经外奇穴。

穴位功效 该穴有清火散热的功效。

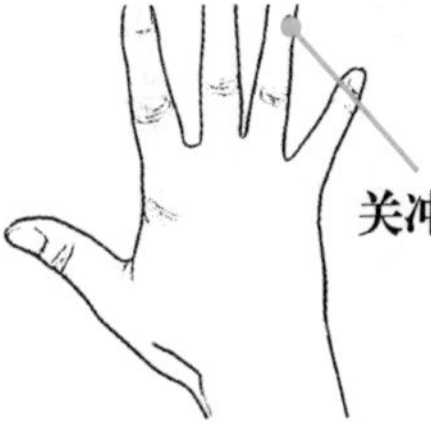

关冲穴： 穴位位于无名指指甲下方右侧 0.1 厘米处。

穴位穴性 属于三焦经，五行属金。

穴位功效 该穴有泻热开窍，清利喉舌，活血通络的功效。

劳宫穴： 穴位位于握拳时，中指指尖所对处。

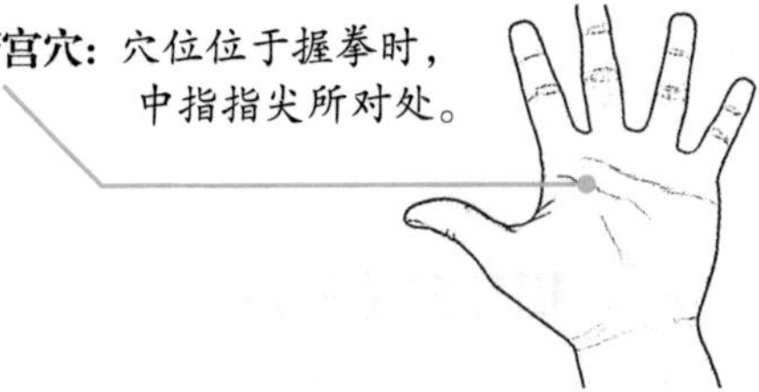

穴位穴性 属于心包经，五行属火。

穴位功效 该穴有提神醒脑、清心安神、散热燥湿的功效。

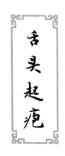

舌头起疱

舌头起疱指发生于舌头、舌腹部位的口腔溃疡。舌头起疱会比较疼痛，导致不舒服的症状出现，影响正常食欲，对心情造成的影响也比较大。

舌头起疱的原因有身体上火、缺乏微量元素、病毒感染、精神压力过大等原因，需要尽早治疗。

指疗穴位处方： 少府穴 曲泽穴

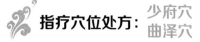

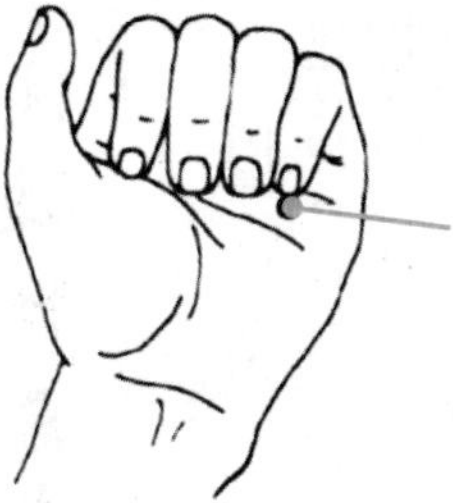

少府穴：穴位位于握拳时，
小指尖正对处。

穴位穴性 属于心经，五行属火。

穴位功效 该穴有缓解心悸、心痛等作用。

曲泽穴：穴位位于肘横纹中，
肱二头肌腱大筋小指
侧取穴。

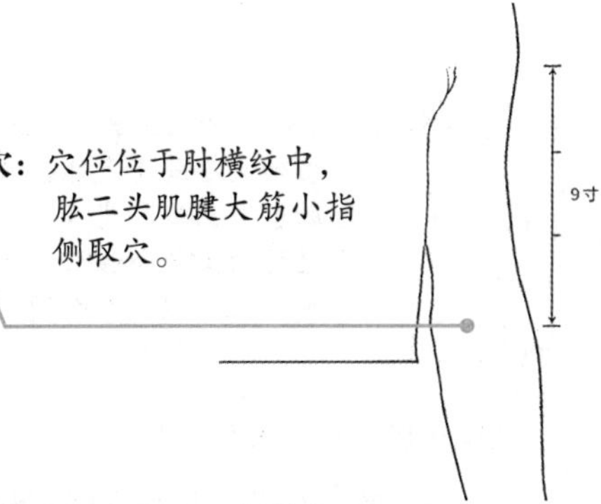

穴位穴性 属于心包经，五行属水。

穴位功效 该穴有散热降浊的功效。

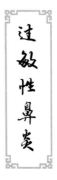

过敏性鼻炎

过敏性鼻炎是指接触变应原后，有多种免疫活性细胞和细胞因子等参与的鼻黏膜非感染性炎性疾病。常见于季节变化或接触花粉、花生、汽油、煤炭等外因造成的喷嚏、流涕等反应。鼻炎是一个全球性健康问题，可导致许多疾病和劳动力丧失，不可掉以轻心。

指疗穴位处方：承山穴 鱼际穴 合谷穴

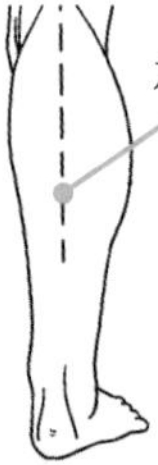

承山穴：穴位位于人体的小腿后面正中，当伸直小腿或足跟上提时，小腿肚包下出现的尖角凹陷处即是；也可用食指斜按住小腿向上推，至小腿肚腹隆起时有一折凹处，有酸痛感便是。

穴位穴性 属于膀胱经，五行属水。

穴位功效 该穴有运化水湿、固化脾土的功效。承山穴为身体除湿大穴，祛除湿气即可承担起人体这座“大山”。

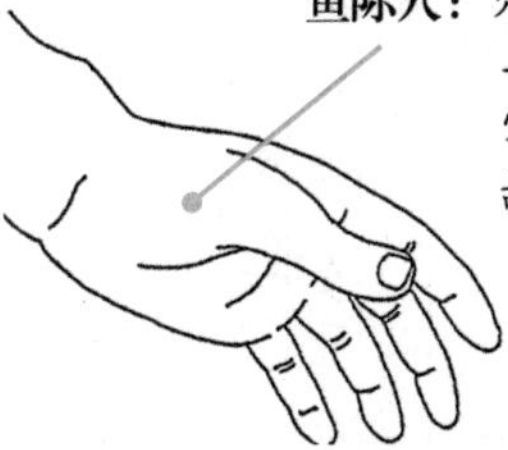

鱼际穴： 穴位位于大拇指掌根肌肉丰隆处赤白肉相合之处，掌骨中点，因形如鱼腹，故谓之鱼际。

穴位穴性 属于肺经，五行属火。

穴位功效 该穴有清肺泄热、利咽止痛的功效。

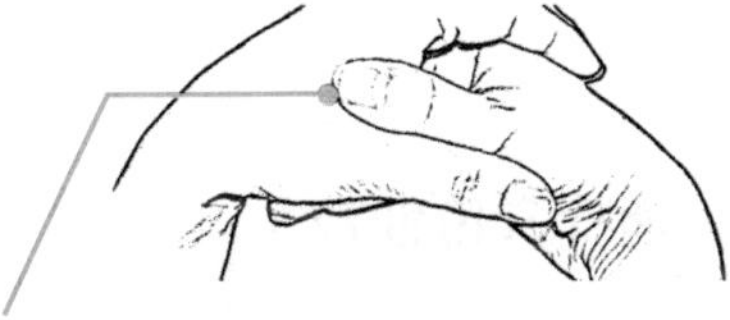

合谷穴： 穴位位于手背拇指、食指合拢肌肉最高点直下至食指掌骨处。或以一手的拇指指骨关节横纹，放在另一手拇、食指之间的指蹼缘上，拇指尖偏向食指处。

穴位穴性 属于大肠经，五行属金。

穴位功效 该穴有镇静止痛、通经活络、清热解表的功效。

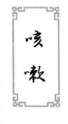

咳嗽

咳嗽是一种呼吸道常见症状，由于气管、支气管黏膜或胸膜受炎症、异物、物理或化学性刺激引起。咳嗽具有清除呼吸道异物和分泌物的保护性作用。但如果咳嗽不停，由急性转为慢性，常给人带来很大的痛苦，如胸闷、咽痒、气喘等，咳嗽也会伴随咳痰。

咳嗽的原因有：吸入异物、感染、食物阻隔、气候改变、药物等。

指疗穴位处方：承山穴 合谷穴 尺泽穴

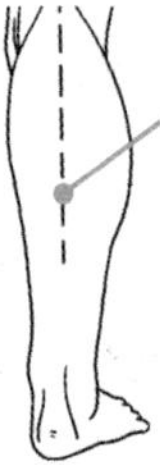

承山穴：穴位位于人体的小腿后面正中，当伸直小腿或足跟上提时，小腿肚包下出现的尖角凹陷处即是；也可用食指斜按住小腿向上推，至小腿肚腹隆起时有一折凹处，有酸痛感便是。

穴位穴性 属于膀胱经，五行属水。

穴位功效 该穴有运化水湿、固化脾土的功效。
承山穴为身体除湿大穴，祛除湿气即可承担起人体这座“大山”。

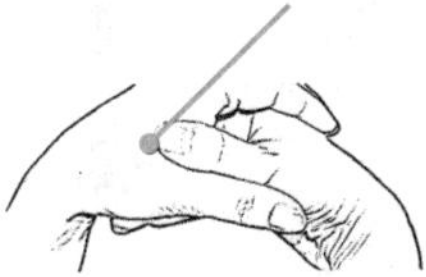

合谷穴： 穴位位于手背拇指、食指合拢肌肉最高点直下至食指掌骨处。或以一手的拇指指骨关节横纹，放在另一手拇、食指之间的指蹼缘上，拇指尖偏向食指处。

穴位穴性 属于大肠经，五行属金。

穴位功效 该穴有镇静止痛、通经活络、清热解表的功效。

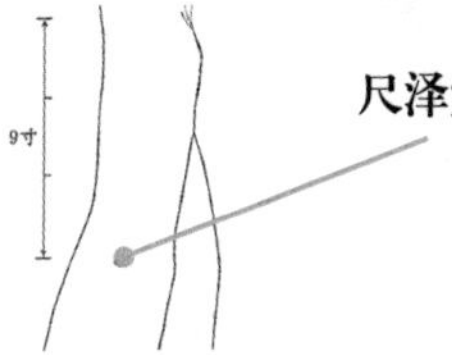

尺泽穴： 穴位位于肘横纹中，肱二头肌腱大筋拇指侧凹陷处，微屈肘取穴。

穴位穴性 属于肺经，五行属水。

穴位功效 该穴有清宣肺气、泻火降逆的功效。

耳鸣

耳鸣病因复杂，机制不清，主要表现为无相应的外界声源或电刺激，而主观上在耳内或颅内有声音感觉，也是许多疾病的伴发症状。

耳鸣的主要原因有外耳道耵聍栓塞、肿物或异物；中耳各种中耳炎、耳硬化症；内耳梅尼埃病、突发性聋、外伤、噪声性聋、老年性聋等。

心脑血管疾病、高血压、高血脂、动脉硬化、低血压、精神紧张、抑郁、甲状腺功能异常、糖尿病、神经退行性变、炎症、病毒感染、外伤、药物中毒、颈椎病等疾病也会引起耳鸣。

中医经络学认为六腑阳经阻塞或不畅是引起耳鸣的主要原因。

指疗穴位处方： 下关穴 中渚穴 前谷穴

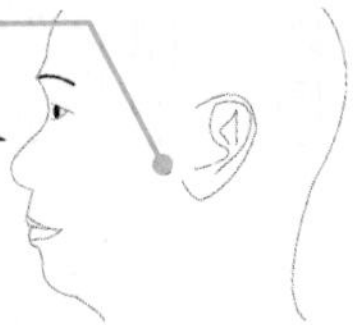

下关穴：穴位位于面部，耳前方，颧骨与下颌之间的凹陷处。合口有孔，张口即闭。

穴位穴性 属于胃经，五行属火。

穴位功效 该穴有升清降浊的功效。

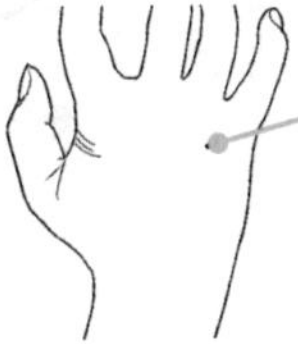

中渚穴：穴位位于手指背部第4、5指缝间掌指关节后可触及一凹陷，用力按压有酸胀感处。

穴位穴性 属于三焦经，五行属木。

穴位功效 该穴有传递气血、生发风气的功效。

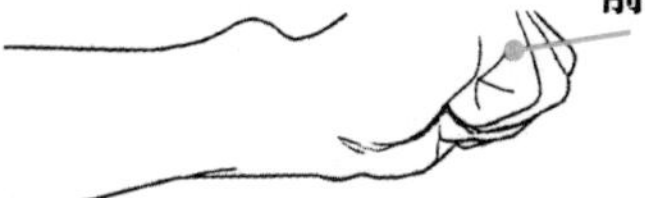

前谷穴：穴位位于小指指掌关节前的掌指横纹头赤白肉际处。

穴位穴性 属于小肠经，五行属水。

穴位功效 该穴有清心退火、通调水液的功效。

失眠

失眠指入睡困难、睡眠质量下降和睡眠时间减少，失眠会引起记忆力、注意力下降等问题。

2012年中华医学会神经病学分会睡眠障碍学组根据现有的循证医学证据，制定了《中国成人失眠诊断与治疗指南》，其中失眠是指患者对睡眠时间和(或)质量不满足并影响日间社会功能的一种主观体验。

失眠表现主要在入睡困难、睡眠质量下降和睡眠时间减少；记忆功能下降、注意功能下降、计划功能下降、工作能力下降、白天困倦、日间嗜睡；胸闷、心悸、血压不稳定、便秘或腹泻、胃部闷胀、颈肩部肌肉紧张、头痛、腰痛、情绪控制能力减低，易怒、阳痿、性功能减低、短期内体重减低，免疫功能减低和内分泌功能紊乱等。

指疗穴位处方： 安眠穴 郄门穴 太溪穴

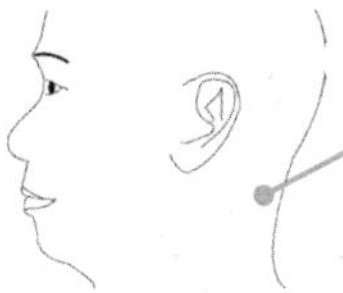

安眠穴： 穴位位于耳垂后凹陷处向后2厘米处。

穴位穴性 属于经外奇穴。

穴位功效 该穴有宁神镇静、平肝熄风的功效。

郄门穴： 穴位位于前臂手掌正中，腕横纹上5寸。

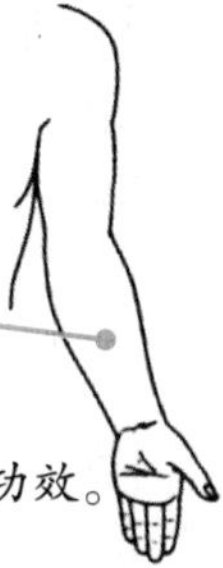

穴位穴性 属于心包经，五行属火。

穴位功效 该穴有宁心理气、宽胸止血的功效。

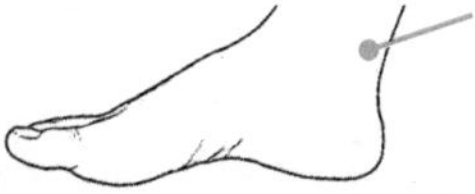

太溪穴： 穴位位于足内侧，内踝后方与脚跟骨筋腱之间的凹陷处。

穴位穴性 属于肾经，五行属土。

穴位功效 该穴有调补肾阳、通经活络的功效。

胸闷

胸闷即呼吸费力或气不够用。轻者无不适，重者觉得难受，似乎被石头压住胸膛，甚至发生呼吸困难，可伴随其他症状如胸痛、压迫感、心悸、喘、灼热感、吐酸水、冒冷汗、恶心、呕吐等。胸闷可能是身体器官的功能性表现，也可能是人体发生疾病的最早症状之一。

胸闷的原因有肺气肿、支气管炎、哮喘、肺梗塞、气胸、心脏病、冠心病、肺心病、心肌供血不足、体液代谢和酸碱平衡失调、烟酒等。

中医经络学认为胸闷的主要原因是心、肺、肾经络阻塞或不畅通所致。

指疗穴位处方： 侠溪穴 支沟穴 内关穴

侠溪穴：穴位位于人体的足背外侧，第四、五趾间，趾蹼缘后方赤白肉际处。

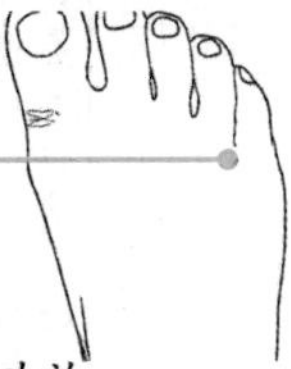

穴位穴性 属于胆经，五行属水。

穴位功效 该穴有除湿利胆、利节止痹的功效。

支沟穴：穴位位于腕背正中线上，横纹上3寸。

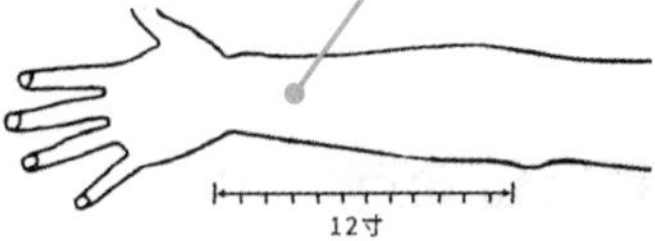

穴位穴性 属于三焦经，五行属火。

穴位功效 该穴有通调元气、运行水液的功效。

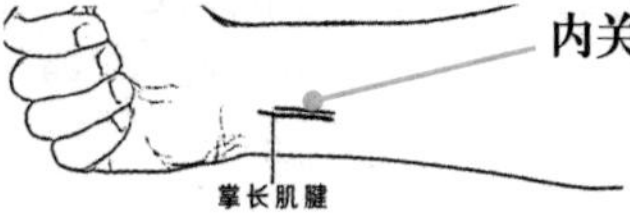

内关穴：穴位位于前臂手掌内侧正中线上，腕横纹上面2寸。

穴位穴性 属于心包经，五行属木。

穴位功效 该穴有宁心安神、理气止痛的功效。

皮肤瘙痒

皮肤瘙痒多见于成人，常从一处开始，逐渐扩展到全身。常为阵发性，尤以夜间为重，严重者呈持续性瘙痒伴阵发性加剧，饮酒、咖啡、茶，情绪变化，辛辣饮食刺激，机械性挠抓，温暖被褥，甚至某种暗示都能促使瘙痒的发作和加重。气温急剧变化和夏日汗液增多也会引发瘙痒。

指疗穴位处方：风市穴 血海穴 鱼际穴

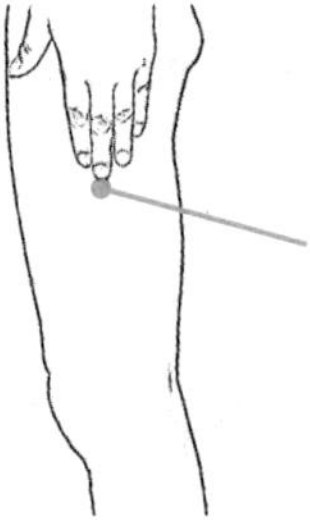

风市穴：穴位位于垂直站立，双手下垂于体侧时，中指尖处。

穴位穴性 属于胆经，五行属金。

穴位功效 该穴有祛除风寒风热、运化水湿的功效。

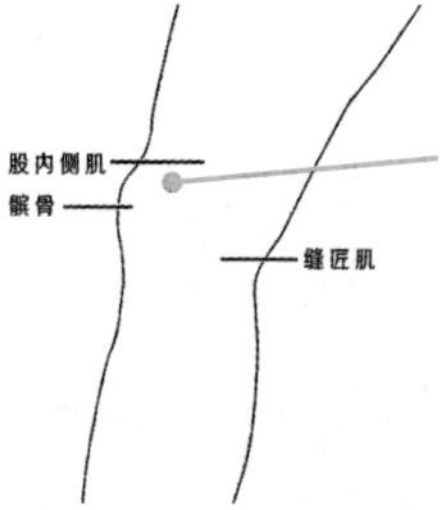

血海穴： 穴位位于膝盖内侧，髌底内侧端上2寸，股内侧肌隆起处。

穴位穴性 属于脾经，五行属水。

穴位功效 该穴有化血为气、运化脾血的功效。

鱼际穴： 穴位位于大拇指掌根肌肉丰隆处赤白肉相合之处，掌骨中点，因形如鱼腹，故谓之鱼际。

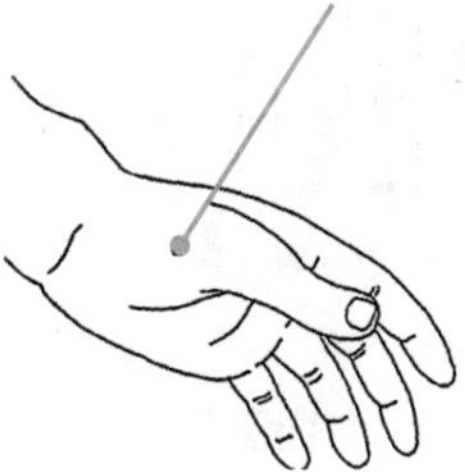

穴位穴性 属于肺经，五行属火。

穴位功效 该穴有清肺泄热、利咽止痛的功效。

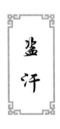

盗汗

盗汗是指入睡汗出，醒后汗泄即止的一种病证。『盗』有偷盗的意思，古代医家用盗贼每天在夜里鬼祟活动，来形容该病证，即每当人们入睡或刚一闭眼而将入睡之时，汗液就像盗贼一样偷偷地泄出来。

盗汗有的一入睡即盗汗出，有入睡至半夜后盗汗出，有刚闭上眼睛一会儿即盗汗出。出的汗量，也会相差很大。

肾阴虚、结核病、透析病人都会出现盗汗的症状。

『汗为心之液。』《素问·宣明五气论》中医经络学认为，心、肺、脾、肾经络堵塞或不畅通是盗汗的主要原因。

指疗穴位处方： 照海穴 复溜穴 阴郄穴

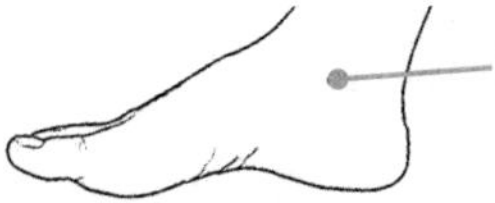

照海穴：穴位位于人体的足内侧，内踝尖下方凹陷处。

穴位穴性 属于肾经，五行属土。

穴位功效 该穴有吸热生气、滋阴补肾的功效。

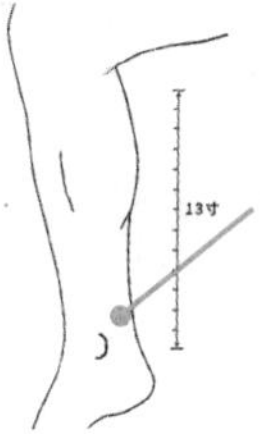

复溜穴：穴位位于内踝后凹陷处上2寸，跟腱前缘处。

穴位穴性 属于肾经，五行属金。

穴位功效 该穴有温阳利水、补肾益阴的功效。

阴郄穴：穴位位于手掌内侧，腕横纹小指侧隆起骨上0.5寸。

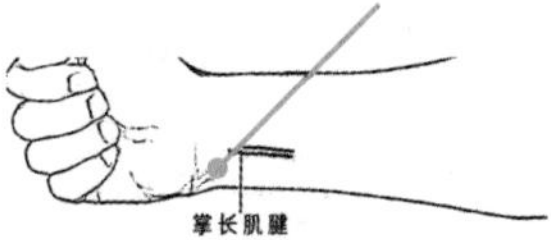

穴位穴性 属于心经，五行属木。

穴位功效 该穴有沟通心肾的功效。

风湿性关节炎

风湿性关节炎主要是指是风湿热，以关节和肌肉游走性酸楚、红肿、疼痛为特征，寒冷、潮湿等因素均可诱发，其中膝关节、踝关节最易发作。

关节疼痛是风湿性关节炎首要的症状，全身关节都有可能发生疼痛，但是以大关节受累更为常见，如膝关节、踝关节、肩关节、腕关节等。关节症状受气候变化影响较大，常在天气转冷或下雨前出现关节痛。发作时常伴有肌肉酸痛不适、周身疲乏、食欲缺乏、烦躁等症状。发作前会出现不规律的发热现象，多为轻中度发热，脉搏加快，多汗，与体温不成正比。

风湿性关节炎常伴有心肌炎、心内膜炎、心包炎等。有心悸、气促、心前区疼痛等症状。

指疗穴位处方： 承山穴 风市穴 合谷穴

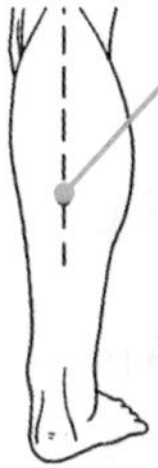

承山穴：穴位位于人体的小腿后面正中，当伸直小腿或足跟上提时，小腿肚包下出现的尖角凹陷处即是；也可用食指斜按住小腿向上推，至小腿肚腹隆起时有一折凹处，有酸痛感便是。

穴位穴性 属于膀胱经，五行属水。

穴位功效 该穴有运化水湿、固化脾土的功效。承山穴为身体除湿大穴，祛除湿气即可承担起人体这座“大山”。

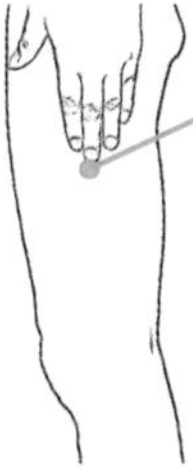

风市穴：穴位位于垂直站立，双手下垂于体侧时，中指尖处。

穴位穴性 属于胆经，五行属金。

穴位功效 该穴有祛除风寒风热、运化水湿的功效。

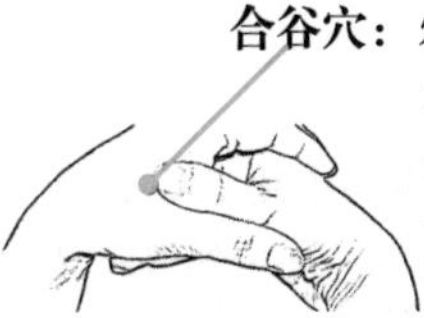

合谷穴：穴位位于手背拇指、食指合拢肌肉最高点直下至食指掌骨处。或以一手的拇指指骨关节横纹，放在另一手拇、食指之间的指蹼缘上，拇指尖偏向食指处。

穴位穴性 属于大肠经，五行属金。

穴位功效 该穴有镇静止痛、通经活络、清热解表的功效。

腰椎疼痛

腰椎疼痛是由腰部骨质增生、骨刺、椎间盘突出症、腰肌劳损、强制性脊柱炎等疾病引起的腰部疼痛。

腰背部是人体用力最多的部位，为人体提供支持并保护脊柱，对长期在办公室久坐而缺少运动的人，或是因为工作需要久站的人，长时间维持一个体位或姿势太久，就容易造成腰背部疼痛。

中医经络学认为寒湿上滞是造成腰椎疼痛的主要原因。

指疗穴位处方： 承山穴 落枕穴 合谷穴

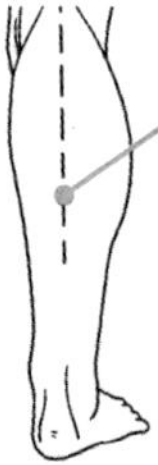

承山穴： 穴位位于人体的小腿后面正中，当伸直小腿或足跟上提时，小腿肚包下出现的尖角凹陷处即是；也可用食指斜按住小腿向上推，至小腿肚腹隆起时有一折凹处，有酸痛感便是。

穴位穴性 属于膀胱经，五行属水。

穴位功效 该穴有运化水湿、固化脾土的功效。
承山穴为身体除湿大穴，祛除湿气即可承担起人体这座“大山”。

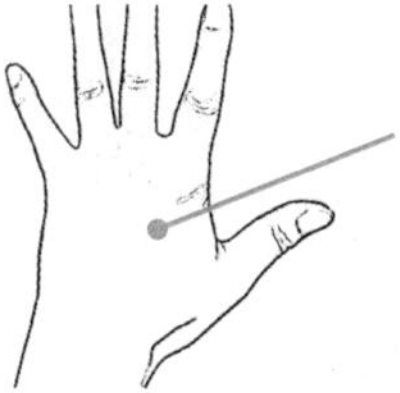

落枕穴： 穴位位于手背食指、中指掌骨之间中点。

穴位穴性 属于经外奇穴。

穴位功效 该穴有祛风除湿、缓解疼痛的功效。

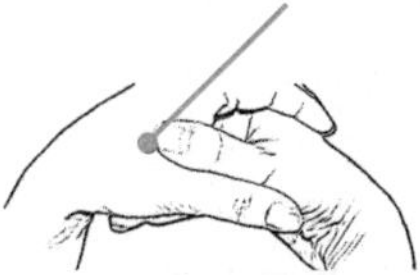

合谷穴： 穴位位于手背拇指、食指合拢肌肉最高点直下至食指掌骨处。或以一手的拇指指骨关节横纹，放在另一手拇、食指之间的指蹼缘上，拇指尖偏向食指处。

穴位穴性 属于大肠经，五行属金。

穴位功效 该穴有镇静止痛、通经活络、清热解表的功效。

颈椎病

颈椎病主要由于颈椎长期劳损、骨质增生、韧带增厚，致使颈椎脊髓、神经根或椎动脉受压，出现一系列功能障碍的综合征。

颈椎病症状主要有颈背疼痛、上肢无力、手指发麻、下肢乏力、行走困难、头晕、恶心、呕吐，甚至视物模糊、心动过速及吞咽困难等。

不良睡眠体位、不当工作姿势、不当体育锻炼和颈椎的先天性畸形等都是造成颈椎病的主要原因。

指疗穴位处方： 昆仑穴 落枕穴 合谷穴

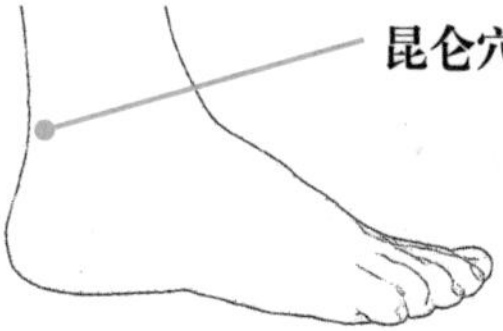

昆仑穴： 穴位位于外踝尖与跟腱之间的凹陷处。

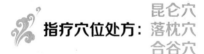

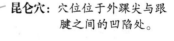

穴位穴性 属于膀胱经，五行属火。

穴位功效 该穴有安神清热、化气通络的功效。

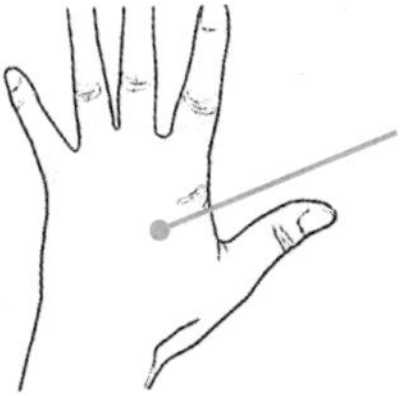

落枕穴：穴位位于手背食指、中指掌骨之间中点。

穴位穴性 属于经外奇穴。

穴位功效 该穴有祛风除湿、缓解疼痛的功效。

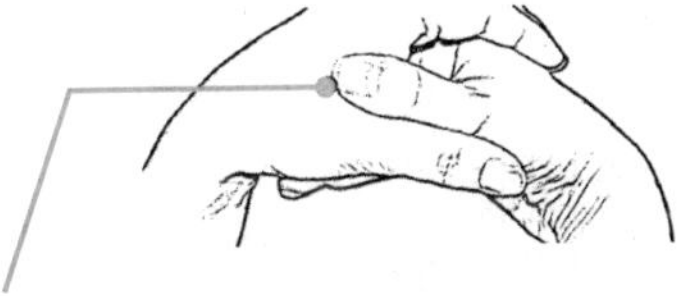

合谷穴：穴位位于手背拇指、食指合拢肌肉最高点直下至食指掌骨处。或以一手的拇指指骨关节横纹，放在另一手拇、食指之间的指蹼缘上，拇指尖偏向食指处。

穴位穴性 属于大肠经，五行属金。

穴位功效 该穴有镇静止痛、通经活络、清热解表的功效。

便秘

便秘是指排便次数减少，排便困难、粪便干结的疾病，老年性便秘更为常见。约1/3的老年人出现便秘，严重影响老年人的生活质量。

老年人便秘主要是由于年龄增加，老年人的食量和体力活动明显减少，胃肠道分泌消化液减少，肠管的张力和蠕动减弱，腹腔及盆底肌肉乏力，肛门内外括约肌减弱，胃结肠反射减弱，直肠敏感性下降，使食物在肠内停留过久，水分过度吸收引起便秘。

不良饮食习惯、活动减少、不良排便习惯、肠道病变、痔疮、糖尿病、脑梗、滥用泻药以及精神、心理因素等都会引起便秘。

指疗穴位处方： 承山穴 内庭穴 支沟穴

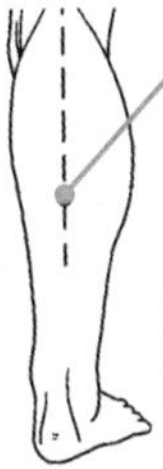

承山穴：穴位位于人体的小腿后面正中，当伸直小腿或足跟上提时，小腿肚包下出现的尖角凹陷处即是；也可用食指斜按住小腿向上推，至小腿肚腹隆起时有一折凹处，有酸痛感便是。

穴位穴性 属于膀胱经，五行属水。

穴位功效 该穴有运化水湿、固化脾土的功效。承山穴为身体除湿大穴，祛除湿气即可承担起人体这座“大山”。

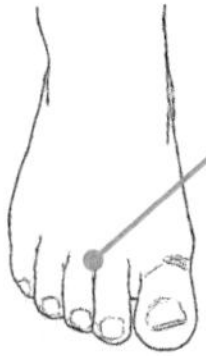

内庭穴：穴位位于足背第二、第三趾间，趾蹼缘后方赤白肉际处。

穴位穴性 属于胃经，五行属水。

穴位功效 该穴有清降胃火、通涤腑气的功效。

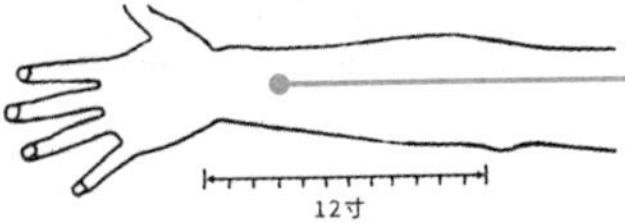

支沟穴：穴位位于腕背正中线上，横纹上 3 寸。

穴位穴性 属于三焦经，五行属火。

穴位功效 该穴有通调元气、运行水液的功效。

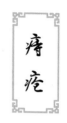

痔疮

痔疮是一种位于肛门部位的常见疾病，任何年龄都可发病，但随着年龄增长，发病率逐渐增高。

痔疮的诱发因素很多，其中便秘、长期饮酒、进食大量刺激性食物和久坐久立是主要诱因。

痔疮按发生部位的不同分为内痔、外痔、混合痔。主要表现为便血、无疼痛仅坠胀感、肿胀、疼痛等。

指疗穴位处方：飞扬穴 复溜穴 二白穴

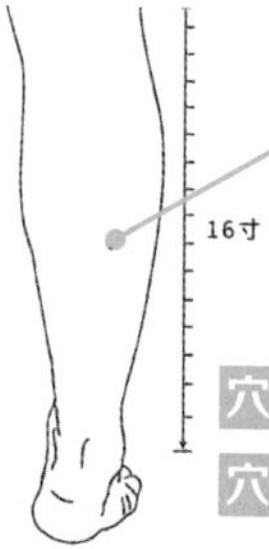

飞扬穴：穴位位于小腿后面，外踝后凹陷处直上7寸。

穴位穴性 属于膀胱经，五行属金。

穴位功效 该穴有清热安神、舒筋活络的功效。

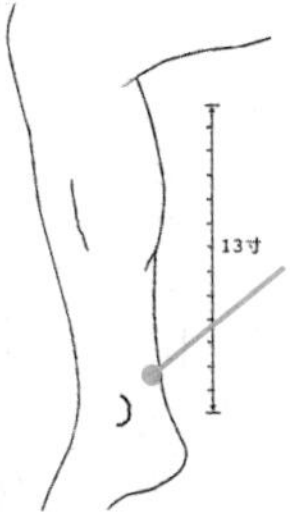

复溜穴：穴位位于内踝后凹陷处上2寸，跟腱前缘处。

穴位穴性 属于肾经，五行属金。

穴位功效 该穴有温阳利水、补肾益阴的功效。

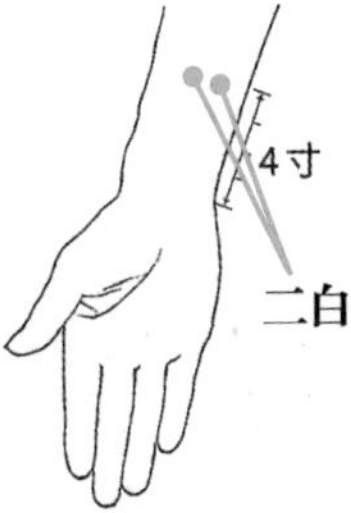

二白穴：穴位位于前臂前区，腕横纹上4寸，正中线两侧，一手2穴，共4穴，伸臂仰掌取穴。

穴位穴性 属于经外奇穴。

穴位功效 该穴有调和气血、提肛消痔的功效。

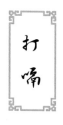

打嗝

打嗝即呃逆，指气从胃中上逆，喉间频频作声，声音急而短促。由横膈膜痉挛收缩引起的。呃逆频繁或持续24小时以上为难治性呃逆，多发生于某些疾病。

呃逆是常见的生理现象，为膈肌痉挛引起的收缩运动，吸气时声门突然关闭发出一种短促的声音。可发于单侧或双侧的膈肌。正常健康者可因吞咽过快、突然吞气或腹内压骤然增高而引起呃逆。多可自行消退。有的可持续较长时间而成为顽固性呃逆。

指疗穴位处方： 膻中穴 攒竹穴 内关穴

膻中穴： 穴位位于胸部前正中线上，两乳头连线之中点。

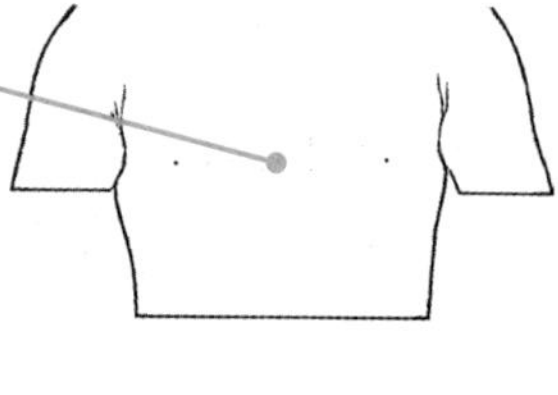

穴位穴性 属于任脉，五行属火。

穴位功效 该穴有宽胸理气的功效。

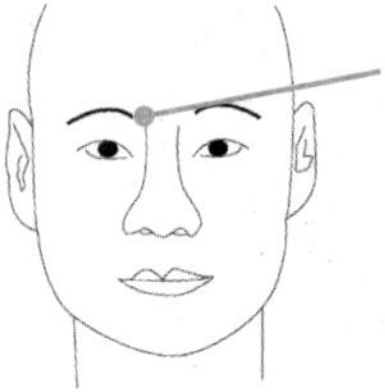

攒竹穴：穴位位于面部，眉头内眉毛尽头凹陷处。

穴位穴性 属于膀胱经，五行属金。

穴位功效 该穴有吸热生气的功效。

内关穴：穴位位于前臂手掌内侧正中线上，腕横纹上面2寸。

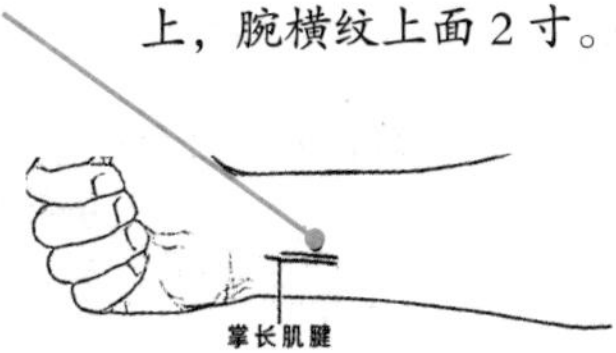

穴位穴性 属于心包经，五行属木。

穴位功效 该穴有宁心安神、理气止痛的功效。

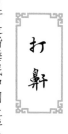

打鼾

打鼾是指睡眠中因上呼吸道狭窄使腭垂发生振动而发出的鼾声。扁桃体肥大，舌部过大及过度饮酒等会引发打鼾。打鼾可导致白天嗜睡、乏力、注意力不集中、头痛、工作能力下降等。

打鼾是高血压的危险因素，长期打鼾者或是打鼾严重的人往往都伴有睡眠呼吸暂停综合征，在睡眠的全过程中出现呼吸暂停，血中氧气减少。即整夜吸进去的氧气比正常人少，时间久了会影响记忆力。

指疗穴位处方： 隐白穴 丰隆穴 阴陵泉穴

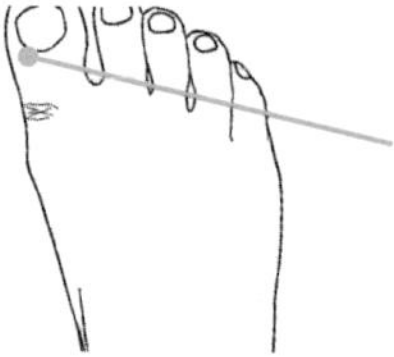

隐白穴： 穴位位于足大趾内侧，趾甲角旁开 0.1 寸，红白交际处。

穴位穴性 属于脾经，五行属木。

穴位功效 该穴有调血统血、扶脾温脾、清心宁神、温阳回厥的功效。

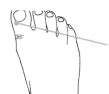

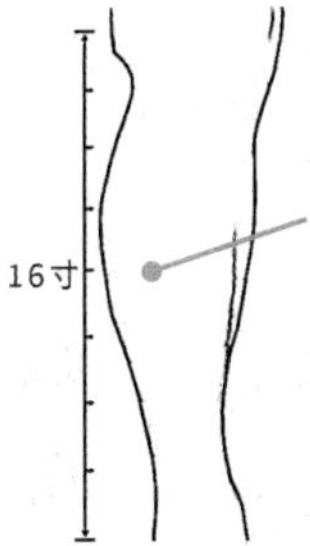

丰隆穴： 穴位位于腿外侧，找到膝眼和外踝连线中点，胫骨（小腿大骨）前缘外侧 2.5 厘米，大约是两指的宽度。

穴位穴性 属于胃经，五行属水。

穴位功效 该穴有沉降胃浊、化痰理气的功效。

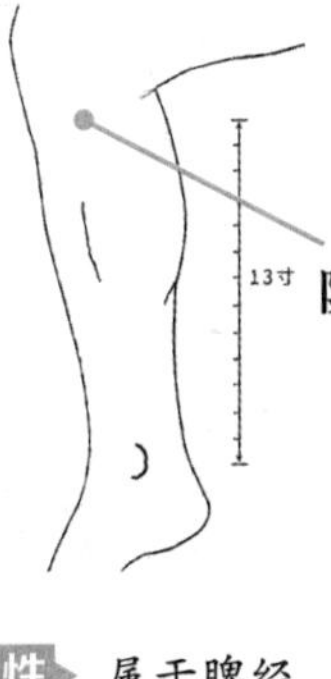

阴陵泉穴： 穴位位于小腿内侧，胫骨（小腿大骨）内侧下缘上推到顶骨弯下凹陷中。

穴位穴性 属于脾经，五行属水。

穴位功效 该穴有排渗脾湿功效。

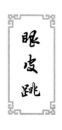

眼皮跳

眼皮跳也称胞轮振跳，上眼胞或下眼睑不能自控地搐惕瞤动的一种疾病，俗称眼皮跳或眼眉跳。若偶尔发生，不须治疗，可以自愈；若跳动过频或久跳不止，则须调治。与西医眼睑痉挛相似。

民间有『左眼跳财，右眼跳灾』的说法。眼皮跳多因气血亏损或久病失调，劳瞻过度，损伤心脾，心脾两虚，筋肉失养而动。因肝脾血虚，日久生风，虚风内动，牵拽胞睑而振跳。本病发病于胞睑，与心、肝、脾关系密切。辨证以虚证为主。

指疗穴位处方： 风市穴 承山穴 鱼际穴

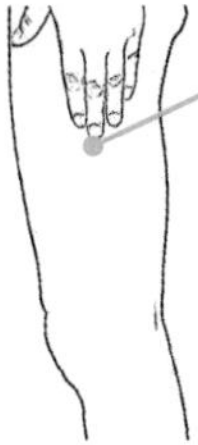

风市穴： 穴位位于垂直站立，双手下垂于体侧时，中指尖处。

穴位穴性 属于胆经，五行属金。

穴位功效 该穴有祛除风寒风热、运化水湿的功效。

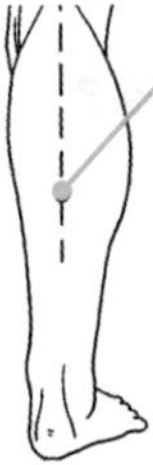

承山穴： 穴位位于人体的小腿后面正中，当伸直小腿或足跟上提时，小腿肚包下出现的尖角凹陷处即是；也可用食指斜按住小腿向上推，至小腿肚腹隆起时有一折凹处，有酸痛感便是。

穴位穴性 属于膀胱经，五行属水。

穴位功效 该穴有运化水湿、固化脾土的功效。承山穴为身体除湿大穴，祛除湿气即可承担起人体这座“大山”。

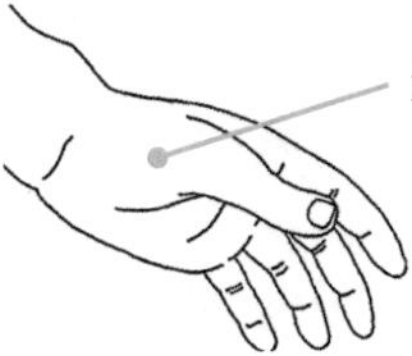

鱼际穴： 穴位位于大拇指掌根肌肉丰隆处赤白肉相合之处，掌骨中点，因形如鱼腹，故谓之鱼际。

穴位穴性 属于肺经，五行属火。

穴位功效 该穴有清肺泄热、利咽止痛的功效。

高血糖

血糖值高于正常范围即为高血糖。高血糖也是通常大家所说『三高』中的一高。另外『两高』分别是高血压和高脂血症。空腹血糖正常值在6.1mmol/L以下，餐后两小时血糖的正常值在7.8mmol/L以下，如果高于这一范围，称为高血糖。

高血糖的发生主要是由于：胰岛素分泌减少；外周组织包括肝脏、肌肉和脂肪组织存在胰岛素抵抗；肠道吸收、肠道菌群和肠道影响血糖控制激素，导致其异常；肾脏过度地回吸收糖；神经系统对糖代谢的调节异常。

『三多一少』是糖尿病最常见的临床表现，即为多饮、多食、多尿和体重减轻。

指疗穴位处方： 内庭穴 腕骨穴 阳池穴

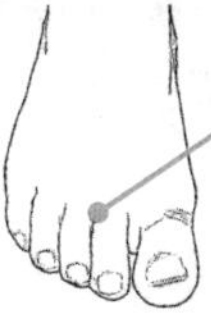

内庭穴： 穴位位于足背第二、第三趾间，趾蹼缘后方赤白肉际处。

穴位穴性 属于胃经，五行属水。

穴位功效 该穴有清降胃火、通涤腑气的功效。

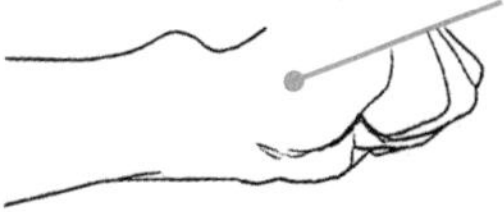

腕骨穴： 穴位位于手掌小指侧，掌横纹向下 2 厘米三角骨凹陷处。

穴位穴性 属于小肠经，五行属金。

穴位功效 该穴有舒筋活络、泌别清浊的功效。

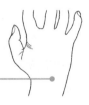

阳池穴： 穴位位于腕背横纹中，沿无名指上推指腕背横纹凹陷处。

穴位穴性 属于三焦经，五行属金。

穴位功效 该穴有生发阳气、沟通表里的功效。

手指医院问诊表

日　　期：　　　　　　　　性　　别：

居 住 地：　　　　　　　　年　　龄：

病史主诉：

脉搏（次 / 分钟）：

脉搏力度（有力 / 无力）：

饮食（饮水 / 食量）：

睡眠：

舌苔（照片）：

小便颜色：

大便干稀：　　　　　　　　既往治疗：

寒热：　　　　　　　　　　过敏史：

出汗：　　　　　　　　　　遗传病史：

手脚冷热：　　　　　　　　补充情况：

点穴方法及注意事项

穴位在左右两边对称位置，须按穴位处方顺序点穴。

按穴位可下载“经络穴位图解”APP 或在网络上搜索查找，按压有酸麻胀痛感的点便是。

点穴时间最好为 21:00~23:00 之间。

点穴可以用手指食指、中指、拇指或指骨节，也可以用点穴棒甚至筷子。点准穴位至可以承受的酸痛感保持力度按揉，左右两边各按揉 72/108 下。

洗漱完毕 10 分钟后可以点穴，先饮用 300 毫升以上温开水，温开水是代谢身体湿气和毒素的载体，非常重要。

点穴后忌冷风、冷水、冷饮、冷食。

平时尽量少吹风，少吃少喝冷的、冰的东西；忌食薄荷、苦瓜、苦菜、鱼腥草（折耳根）、板蓝根、刺五加等寒凉蔬果食物和清热解毒药物。

拇指

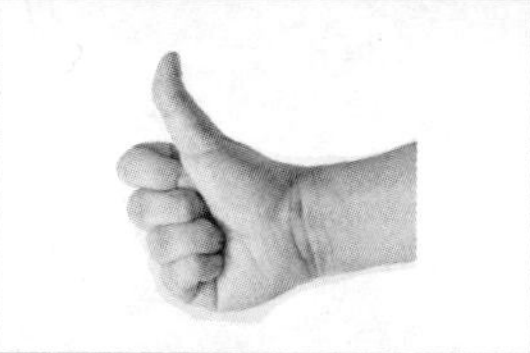

食指

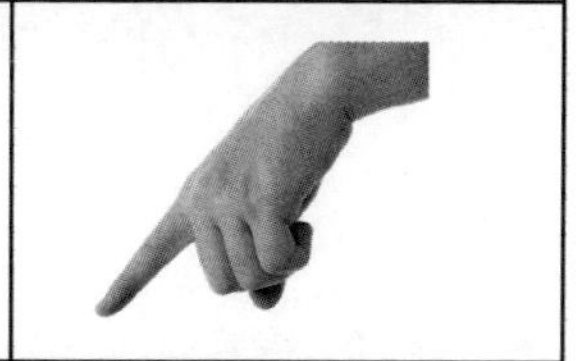

中指

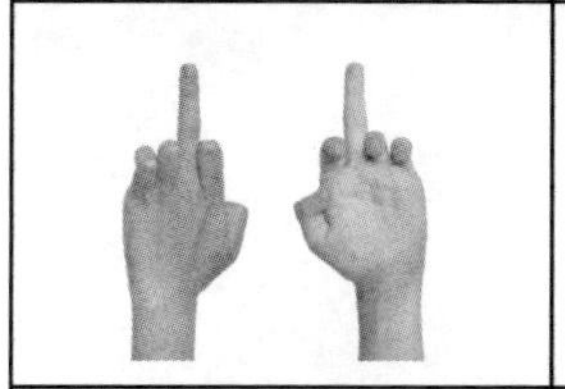

牛角点穴棒

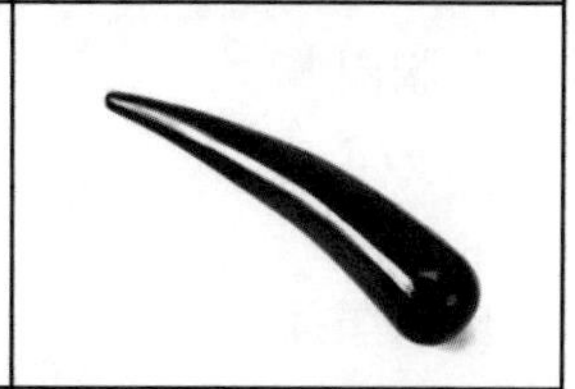

树脂点穴棒

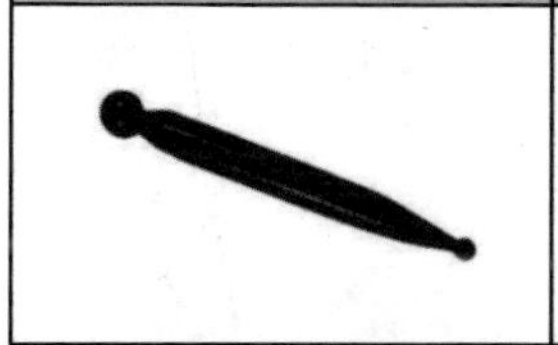

玉石点穴棒

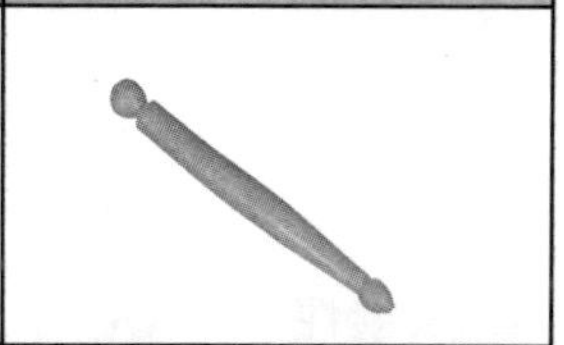

筷子

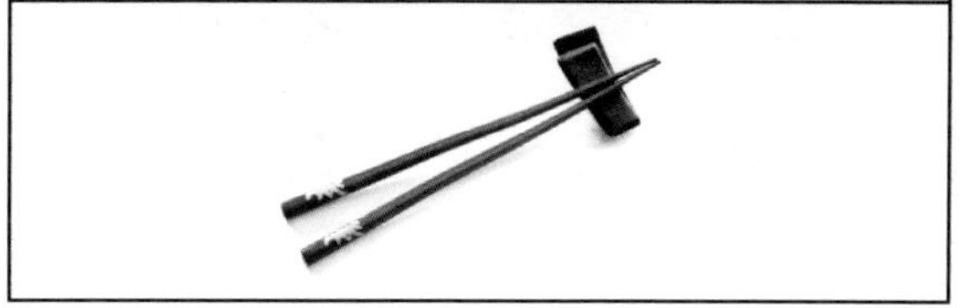

同身寸定位法

“同身寸”，针灸取穴比量法，出自《千金要方》。是指以患者本人体表的某些部位折定分寸，作为量取穴位的长度单位。

中指同身寸：是把患者的中指中节屈曲时手指内侧两端横纹头之间的距离看作 1 寸，可用于四肢部取穴的直寸和背部取穴的横寸。

拇指同身寸：是以患者拇指指关节的宽度作为 1 寸，主要适用于四肢部的直寸取穴。

横指同身寸：也叫“一夫指法”，是让患者将食指、中指、无名指和小指这四指并拢，以中指中节横纹处为准，四指横量作为 3 寸，食指与中指并拢为 1.5 寸。

中指同身寸

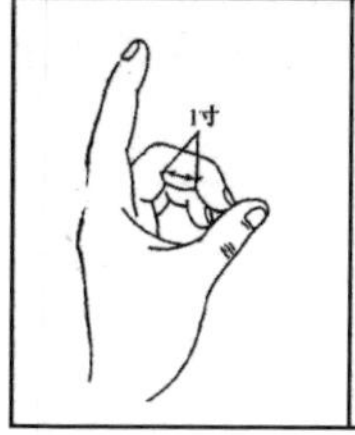

拇指同身寸

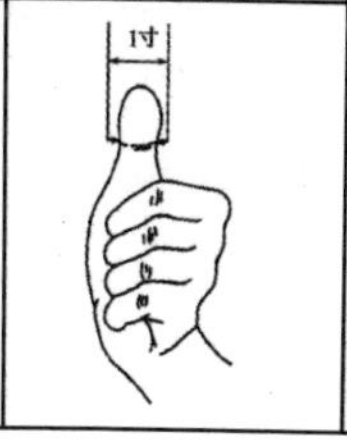

一夫指法

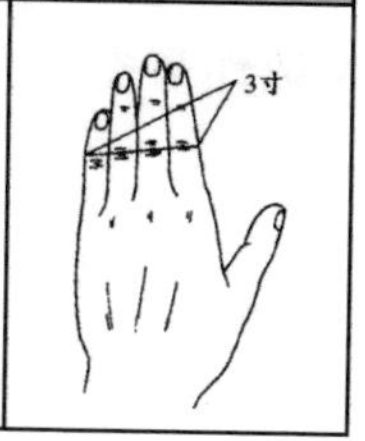

常见病指疗配方

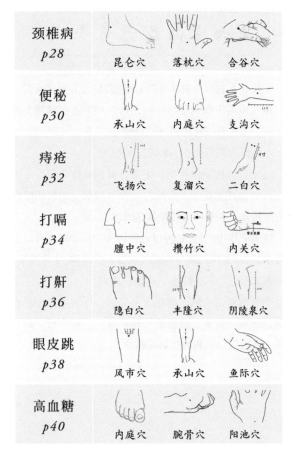

病症	页码	图示	穴位		
咽喉肿痛	p2	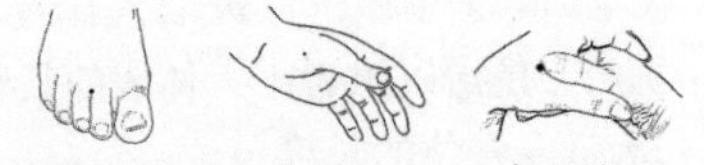	内庭穴	鱼际穴	合谷穴
肚子痛	p4	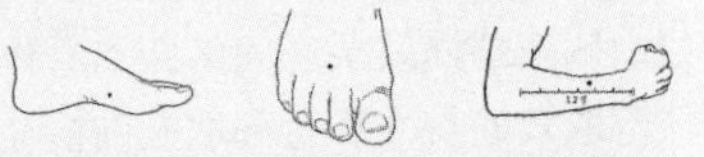	公孙穴	陷谷穴	温溜穴
口腔溃疡	p6	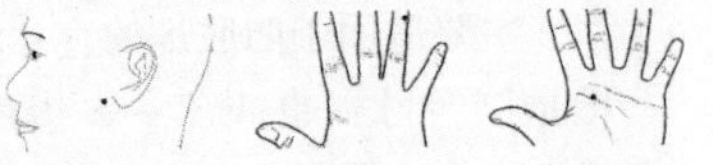	牵正穴	关冲穴	劳宫穴
舌头起疱	p8	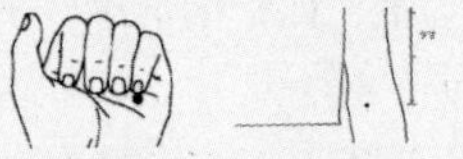	少府穴	曲泽穴	
过敏性鼻炎	p10	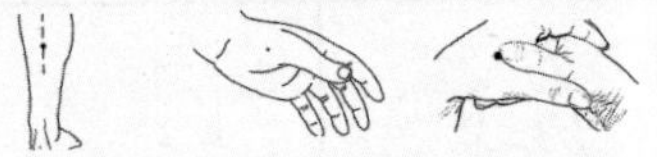	承山穴	鱼际穴	合谷穴
咳嗽	p12	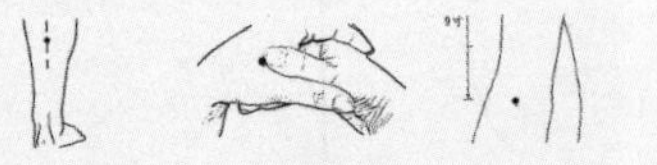	承山穴	合谷穴	尺泽穴
耳鸣	p14	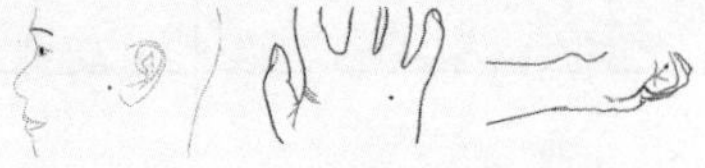	下关穴	中渚穴	前谷穴
失眠	p16		安眠穴	郄门穴	太溪穴
胸闷	p18	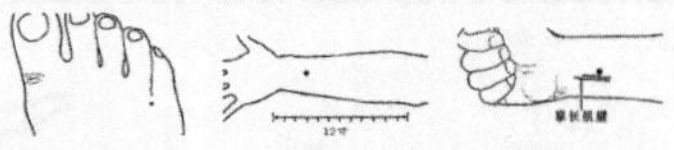	侠溪穴	支沟穴	内关穴
皮肤瘙痒	p20	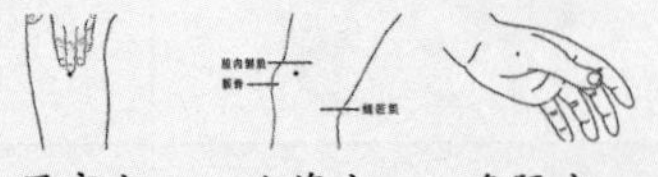	风市穴	血海穴	鱼际穴
盗汗	p22	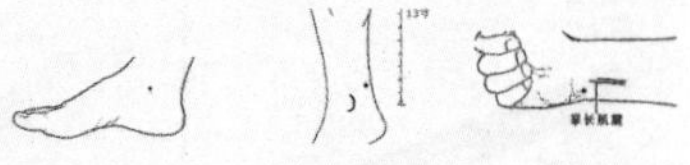	照海穴	复溜穴	阴郄穴
风湿性关节炎	p24		承山穴	风市穴	合谷穴
腰椎疼痛	p26	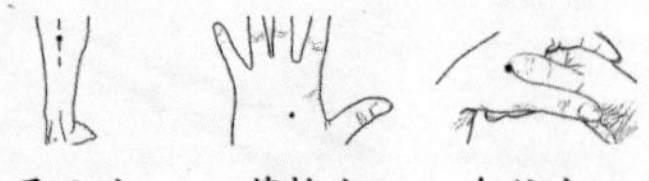	承山穴	落枕穴	合谷穴
颈椎病	p28		昆仑穴	落枕穴	合谷穴
便秘	p30	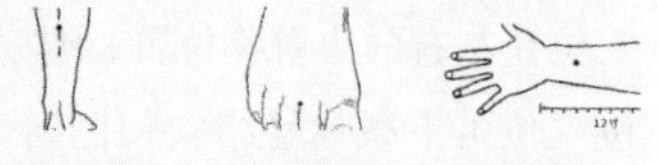	承山穴	内庭穴	支沟穴
痔疮	p32	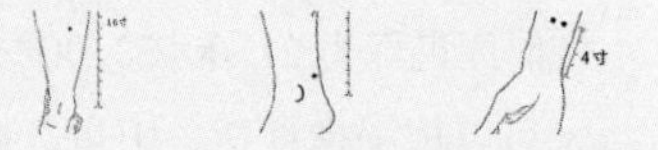	飞扬穴	复溜穴	二白穴
打嗝	p34		膻中穴	攒竹穴	内关穴
打鼾	p36		隐白穴	丰隆穴	阴陵泉穴
眼皮跳	p38	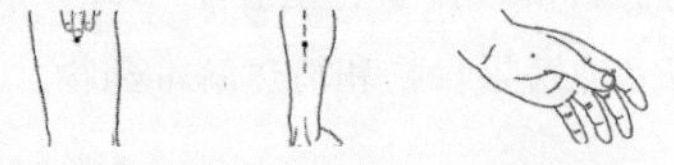	风市穴	承山穴	鱼际穴
高血糖	p40	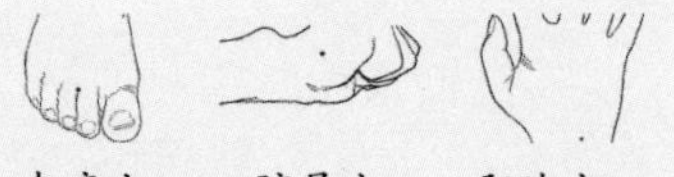	内庭穴	腕骨穴	阳池穴

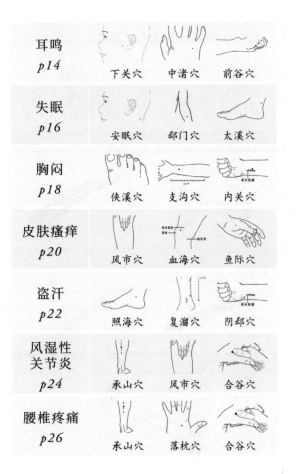